NCCN Guidelines for Patients®

La guía esencial para las personas que se enfrentan al cáncer.

Basada en las recomendaciones para la atención de destacados expertos en oncología.

Explica la atención oncológica de alta calidad que se brinda en centros oncológicos de vanguardia.

Revisada y corregida todos los años.

¿Sabía que los principales centros oncológicos de los Estados Unidos colaboran para mejorar la atención oncológica? Esta alianza de los principales centros oncológicos se denomina National Comprehensive Cancer Network® (NCCN®).

Como la atención oncológica está en constante evolución, NCCN elabora y actualiza con frecuencia recomendaciones basadas en pruebas que utilizan los profesionales de atención médica de todo el mundo. Estas recomendaciones se conocen como NCCN Clinical Practice Guidelines in Oncology (NCCN Guidelines®).

En NCCN Guidelines for Patients, se explican de manera sencilla estas recomendaciones de los expertos, para que pueda hablar con su equipo de atención médica sobre la mejor atención para usted.

NCCN Guidelines for Patients se basa en NCCN Guidelines® para los factores de crecimiento hematopoyéticos (versión 3.2026, 5 de diciembre de 2025).

Ver NCCN Guidelines for Patients gratis en Internet: NCCN.org/patientguidelines

Buscar un centro oncológico de NCCN cerca de usted: NCCN.org/cancercenters

Conocer cómo se preparan las NCCN Guidelines for Patients: NCCN.org/patient-guidelines-process

Comuníquese con nosotros

@NCCNorg @NCCNVideo NCCN @NCCNorg

AF883702

Quiénes nos apoyan

NATIONAL COMPREHENSIVE CANCER NETWORK®
NCCN FOUNDATION
Guiding Treatment. Changing Lives.

NCCN Guidelines for Patients cuenta con el apoyo financiero de NCCN Foundation®

Para hacer una donación, visite NCCNFoundation.org/Donate

Para obtener más información, visite la página NCCN.org/patientguidelines o envíe un correo electrónico a PatientGuidelines@NCCN.org

Contenido

NCCN Foundation tiene como objetivo apoyar a los millones de pacientes y familias afectados por un diagnóstico de cáncer mediante la financiación y distribución de NCCN Guidelines for Patients. NCCN Foundation también se compromete a avanzar en los tratamientos contra el cáncer subsidiando a los médicos prometedores del país en el centro de innovación en cuanto a investigación del cáncer. Para obtener más detalles y acceder a la biblioteca completa de recursos para pacientes y cuidadores, visite NCCN.org/patients.

National Comprehensive Cancer Network (NCCN) y NCCN Foundation
3025 Chemical Road, Suite 100, Plymouth Meeting, PA 19462, EE. UU.

1

Acerca de la baja cantidad de células sanguíneas

Si está recibiendo tratamiento contra el cáncer, es posible que tenga una baja cantidad de células sanguíneas. Esto puede ser molesto y causar problemas de salud. En este capítulo, se explica qué es una baja cantidad de células sanguíneas.

Cómo puede ayudar esta guía

Tomar decisiones sobre la atención oncológica es estresante. Tiene mucho por aprender, y no sabe lo que le depara el futuro.

Utilice esta guía para obtener la información y el apoyo que necesita.

Los pacientes, los médicos y otros profesionales de la salud confían en las NCCN Guidelines for Patients. En esta guía, se utiliza un lenguaje claro y cotidiano para explicar las recomendaciones actuales sobre el tratamiento del cáncer y están elaboradas por expertos respetados en el campo. Las recomendaciones se basan en las investigaciones más recientes y prácticas de los mejores centros oncológicos.

Su salud es única, por lo que su atención oncológica también debería serlo. A medida que lee esta guía, aprenderá sobre qué tratamientos tienen más probabilidades de ofrecer los mejores resultados para su caso. Así, tendrá más preparación para hablar con su equipo de atención médica.

¿Qué es una baja cantidad de células sanguíneas?

La baja cantidad de células sanguíneas puede producirse en casos específicos de cáncer, enfermedades o tratamientos.

Esto puede restringir la cantidad de glóbulos rojos, glóbulos blancos y plaquetas sanos en el torrente sanguíneo. La baja cantidad de células sanguíneas puede provocar problemas de salud.

Los baja cantidad de células sanguíneas también se denominan de las siguientes maneras:

- **Anemia**: baja cantidad de glóbulos rojos.
- **Neutropenia**: baja cantidad de glóbulos blancos.
- **Trombocitopenia**: baja cantidad de plaquetas.

En esta guía, se describe cada uno de estos tipos de bajas cantidades de células sanguíneas y se ofrecen guías y recomendaciones de expertos de NCCN para su tratamiento.

Anemia

La anemia ocurre cuando el organismo tiene una deficiencia de glóbulos rojos. Los glóbulos rojos llevan oxígeno de los pulmones al resto del cuerpo.

Parecen pequeñas rosquillas planas sin agujeros. Su color rojo procede de la hemoglobina, una proteína que capta el oxígeno en los pulmones.

A medida que la sangre recorre el organismo, la hemoglobina reparte oxígeno por las distintas partes del cuerpo. A cambio, los glóbulos rojos reciben el dióxido de carbono de los tejidos y órganos y lo transportan de nuevo a los pulmones, donde se exhala.

Estos son los signos y síntomas de la anemia:

- Palidez
- Falta de aire
- Palpitaciones o sensación de aleteo en el pecho
- Soplos cardíacos
- Sensación de pereza o lentitud de movimientos
- Fatiga

Los glóbulos rojos sanos viven 3 meses hasta que se reemplazan.

Neutropenia

Neutropenia significa que hay un nivel bajo de glóbulos blancos en el organismo. Los glóbulos blancos son importantes para el sistema inmunitario porque combaten las infecciones.

Por ejemplo, una bacteria o un virus puede entrar en la sangre a través de un corte en la piel. Una vez que el cuerpo detecta el germen invasor, los glóbulos blancos lo rodean y lo destruyen.

Sin embargo, la neutropenia disminuye las defensas del sistema inmunitario y aumenta el riesgo de infección.

La neutropenia en sí no causa síntomas. Los síntomas provienen de las infecciones que se producen como consecuencia de la neutropenia.

Estos son los síntomas:

- Infecciones frecuentes
- Fiebre
- Inflamación de los ganglios en la garganta o las axilas
- Llagas en la boca
- Erupción cutánea
- Fatiga
- Diarrea

También puede tener neutropenia sin presentar ningún síntoma.

Los glóbulos blancos sanos viven entre 8 y 14 días, hasta que se reemplazan.

Trombocitopenia

La trombocitopenia se produce cuando la cantidad de plaquetas es baja. Las plaquetas se agrupan para detener las hemorragias. Si la cantidad de plaquetas es demasiado baja, pueden producirse hemorragias innecesarias o inusuales.

Las plaquetas son células diminutas con forma de plato. Trabajan para controlar las hemorragias en el interior del organismo y en la piel. Por ejemplo, cuando se daña un vaso sanguíneo, las plaquetas se unen para crear un coágulo.

Estos son los signos y síntomas de la trombocitopenia:

- Encías sangrantes, hemorragias nasales o hemorragias por la boca, las nalgas o los sitios de inyección.
- Hematomas más intensos o más frecuentes de lo habitual.

- Erupción de pequeñas manchas planas de color rojo, morado o marrón bajo la piel, denominadas petequias, causadas por la filtración de los vasos sanguíneos.
- Hemorragias en la piel que pueden causar manchas rojas, moradas o amarronadas a amarillentas llamadas púrpura.
- Sangrado menstrual abundante o que dura más de lo normal.
- Sangre en la orina, las heces, los vómitos o las secreciones mucosas.
- Fuertes dolores de cabeza o visión borrosa.

Las plaquetas sobreviven solo unos 9 días en el torrente sanguíneo. Son sustituidas constantemente por nuevas plaquetas.

¿Qué es la ICAHT?

La ICAHT (también conocida como hematotoxicidad asociada a células efectoras inmunitarias) es un efecto secundario potencialmente mortal de algunos tratamientos oncológicos, incluidos los tratamientos con células T con receptor de antígeno quimérico (CAR). Con la ICAHT, una persona puede tener neutropenia, anemia y trombocitopenia juntas.

Esta guía incluye las últimas NCCN Guidelines para el tratamiento y la prevención de la ICAHT, y obtendrá más información en el *Capítulo 6: La ICAHT y el tratamiento complementario*.

¿Cómo se trata la baja cantidad de células sanguíneas?

El tratamiento para la cantidad baja de células sanguíneas implica reemplazar las células que faltan, ya sea con un donante de sangre o a través de la estimulación del cuerpo para que produzca más.

El tratamiento para la baja cantidad de cada tipo de célula sanguínea se describe en detalle en el *Capítulo 3: Tratamiento de la anemia; Capítulo 4: Tratamiento de la neutropenia* y *Capítulo 5: Tratamiento de la trombocitopenia*.

¿Cómo puedo recibir la mejor atención?

Luche por usted. Usted tiene un papel importante que desempeñar en su cuidado. Muchas personas se sienten más satisfechas cuando participan activamente en la planificación de su atención oncológica.

Las NCCN Guidelines for Patients le permitirán desempeñar un papel más importante en su atención. Hable sobre las recomendaciones de esta guía con su equipo de atención médica. Pregunte sobre sus opciones y comparta sus objetivos e inquietudes.

¿No sabe qué preguntar? No se olvide de que cuenta con apoyo. Es por eso que incluimos sugerencias de preguntas al final de cada capítulo.

Siga leyendo para encontrar la mejor atención posible.

2

Pruebas para detectar la baja cantidad de células sanguíneas

Es posible que le hagan análisis de sangre con frecuencia para averiguar la causa de la baja cantidad de células sanguíneas. La baja cantidad de células sanguíneas no siempre provoca síntomas evidentes.

Si está en tratamiento del cáncer, además de los análisis de salud habituales, deberá hacerse análisis de sangre con regularidad. Los análisis de sangre se realizan mediante la introducción de una aguja en el brazo y la extracción de una muestra de sangre. Luego, la sangre se analiza en un laboratorio.

Si sabe que tiene venas difíciles de encontrar, comuníqueselo al técnico del laboratorio, que puede utilizar una máquina que lo ayude a encontrar las venas. De este modo, recibirá menos pinchazos de aguja y será menos estresante.

Análisis de sangre

Hemograma completo con índices

Un hemograma completo con índices mide la cantidad y la composición física de las células de la sangre.

Guía 1
Pruebas para detectar la baja cantidad de células sanguíneas

Pruebas necesarias	Hemograma completo (HC) con índices
	Morfología del frotis de sangre
	Análisis de reticulocitos
	Estudios de diagnóstico por imágenes del tórax, el abdomen y la pelvis
Pruebas utilizadas en algunos casos	Pruebas de hemólisis
	Análisis nutricionales
	Antecedentes familiares
	Análisis de disfunción renal
	Mielosupresión inducida por el tratamiento
	Análisis de disfunción hormonal
	Anemia de inflamación crónica
	Antecedentes médicos

Su médico se interesará específicamente por los niveles de hematocrito y hemoglobina de la sangre.

El análisis de hematocrito verifica el porcentaje de glóbulos rojos en la sangre. La hemoglobina ayuda a transportar el oxígeno por el cuerpo, por lo que una cantidad baja podría indicar una baja cantidad de células sanguíneas.

Un nivel bajo de hematocrito o hemoglobina es un signo de anemia.

Si los resultados indican una baja cantidad de células sanguíneas, como anemia, neutropenia o trombocitopenia, es posible que el médico solicite más análisis de sangre, incluido un frotis de sangre.

Frotis de sangre

Un frotis de sangre es una prueba para detectar células sanguíneas anormales. Examina tanto los glóbulos rojos como los blancos. El frotis de sangre ayuda a definir la forma de los glóbulos rojos y la presencia de células anormales. Estas células sanguíneas anormales pueden impedir que las células sanguíneas sanas realicen su función.

Si el frotis de sangre detecta células anormales, es posible que sea necesario realizar más pruebas para determinar si se deben al cáncer o a daños en algún órgano.

Análisis de reticulocitos

Un reticulocito es un glóbulo rojo inmaduro. Este análisis ayuda a determinar la causa y el tipo de anemia a través del recuento de la cantidad de glóbulos rojos inmaduros en la sangre. La prueba muestra si la médula ósea produce glóbulos rojos a un ritmo normal. Si es superior o inferior a lo normal, es posible que presente una disfunción de la médula ósea, determinados tipos de cáncer o deficiencias vitamínicas.

Volumen corpuscular medio

El volumen corpuscular medio mide el tamaño promedio de los glóbulos rojos. Esta prueba es muy útil para detectar la anemia por deficiencia de hierro.

En la anemia por deficiencia de hierro, los glóbulos rojos tienden a ser más pequeños de lo normal (microcíticos). Otros tipos de anemia, como la anemia macrocítica, están causados por células sanguíneas más grandes de lo normal.

Análisis nutricionales

Los análisis nutricionales detectan en la sangre sustancias químicas que también se encuentran en los alimentos. Estos también son análisis de sangre, pero permiten determinar los niveles de estas sustancias químicas.

La prueba se realiza mediante la extracción de una muestra de sangre y su envío a un laboratorio para su análisis.

Hierro

Además de ser una necesidad nutricional que se encuentra en las verduras de hoja verde y en la carne, el hierro es un componente importante de la hemoglobina en la sangre. Como ya se ha mencionado, la hemoglobina es esencial en el ciclo respiratorio, ya que transporta el oxígeno a través del torrente sanguíneo.

Se puede realizar un análisis de hierro si el médico sospecha que hay muy poco hierro (deficiencia) o demasiado hierro (sobrecarga). Cualquiera de los dos casos puede ser un indicio de anemia.

Capacidad total de fijación del hierro

La prueba de la capacidad total de fijación del hierro se utiliza para saber cómo está funcionando la transferrina, que transporta hierro por la sangre. La transferrina es producida por el hígado.

Una capacidad total de fijación del hierro inferior a la normal podría indicar daños hepáticos o problemas nutricionales. Un resultado superior al normal suele significar que padece anemia por deficiencia de hierro.

Ferritina

La ferritina es una proteína de la sangre que contiene hierro. Una prueba de ferritina se utiliza para averiguar la cantidad de hierro que hay almacenada en el organismo.

Si los resultados de la prueba de ferritina son inferiores a lo normal, es posible que tenga anemia por deficiencia de hierro. Si los resultados de la prueba muestran un índice superior al normal, esto puede indicar hinchazón e inflamación, lo que puede ser un signo de daños en el hígado, el bazo o la médula ósea.

Vitamina B12 y ácido fólico

La vitamina B12 y el ácido fólico son nutrientes que se encuentran únicamente en los alimentos que se ingieren. Los análisis de vitamina B12 y ácido fólico miden los niveles de vitamina en la porción líquida de la sangre para detectar deficiencias. Las deficiencias de vitamina B12 y ácido fólico pueden causar cansancio extremo o fatiga.

Análisis para anemia hemolítica

La hemólisis normal se produce cuando se rompen los glóbulos rojos. Esto puede ocurrir de diferentes maneras, por ejemplo, por infecciones o medicamentos como la aspirina.

En la anemia hemolítica, los glóbulos rojos se destruyen más rápido de lo que la médula ósea puede producir nuevos glóbulos rojos. Esto provoca una escasez de glóbulos rojos sanos.

Si se considera que usted puede tener anemia hemolítica, el profesional de atención médica puede solicitarle una prueba de una de estas sustancias:

- Antiglobulina directa
- Haptoglobina
- Bilirrubina
- Lactato deshidrogenasa

Hemólisis

La hemólisis es una ruptura o destrucción de los glóbulos rojos.

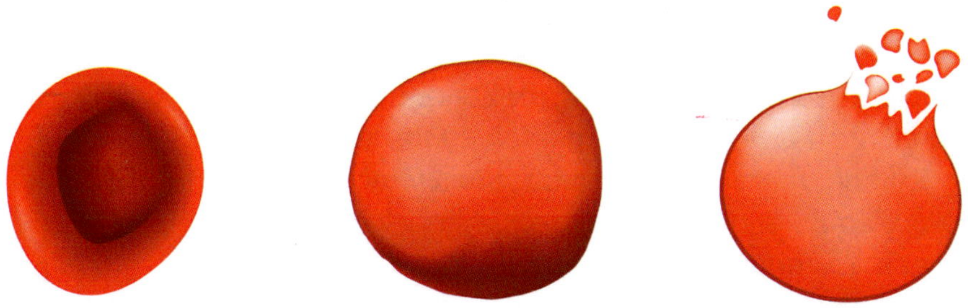

Glóbulo rojo (eritrocito) normal

Esferocito (eritrocito con forma de esfera)

Ruptura del eritrocito y liberación del contenido en el plasma sanguíneo

Antiglobulina directa

La anemia hemolítica estimula al sistema inmunitario para que produzca células que combaten los gérmenes (anticuerpos) y que atacan por error a los glóbulos rojos. Si una prueba de antiglobulina directa detecta estos anticuerpos en la sangre, se confirma que tiene anemia hemolítica.

Haptoglobina

La prueba de haptoglobina mide la cantidad de haptoglobina en la sangre. Es una proteína que se une a la hemoglobina para ayudar a transportar oxígeno. La haptoglobina también ayuda a prevenir la hemólisis.

Un resultado de haptoglobina por debajo de lo normal significa que la sangre es más propensa a la hemólisis, que provoca enfermedades como la anemia hemolítica.

Bilirrubina

La bilirrubina es un pigmento amarillento que se forma durante la descomposición de los glóbulos rojos. Un análisis de bilirrubina mide los niveles de bilirrubina en sangre.

Los niveles de bilirrubina superiores a los normales pueden deberse a un aumento de la velocidad de destrucción de los glóbulos rojos, lo que puede ser un signo de anemia hemolítica.

Lactato deshidrogenasa

La lactato deshidrogenasa puede utilizarse para medir la eficacia de los medicamentos contra el cáncer. Se encuentra en muchos órganos y tejidos del cuerpo, como el hígado, el corazón, el páncreas, los riñones, los músculos esqueléticos, el tejido linfático y las células sanguíneas.

La prueba de la lactato deshidrogenasa se utiliza para comprobar si existe algún daño tisular.

Pruebas renales para la anemia

Estos análisis de sangre miden cómo los riñones pueden estar relacionados con la baja cantidad de células sanguíneas, en particular con la anemia.

Tasa de filtración glomerular

Los glomérulos son diminutos filtros situados en los riñones que eliminan los residuos de la sangre. La tasa de filtración glomerular es un análisis de sangre que se utiliza para calcular cuánta sangre pasa por los glomérulos cada minuto.

Si la tasa de filtración glomerular es inferior al promedio, eso puede significar que tiene anemia. Cuando los glomérulos no filtran la sangre correctamente, se produce menos cantidad de la sustancia química necesaria para producir más células sanguíneas (eritropoyetina), lo que da lugar a una cantidad más baja de glóbulos rojos.

Creatinina

La creatinina es un producto de desecho generado por los músculos. También puede analizarse en una muestra de sangre.

Los niveles de creatinina superiores a la media pueden significar que los riñones no funcionan correctamente y no pueden filtrar bien la sangre. Si este es el caso, esto puede causar anemia.

Pruebas para detectar la neutropenia

Proteína C reactiva

La proteína C reactiva o PCR se encuentra en la parte líquida de la sangre. La PCR aumenta cuando hay inflamación en el organismo.

La prueba de PCR se utiliza para comprobar si hay aumento de la inflamación. La inflamación puede indicar neutropenia, ya que una cantidad más baja de glóbulos blancos puede provocar más infecciones e inflamación.

Velocidad de sedimentación globular

La velocidad de sedimentación globular es un análisis de sangre que mide la inflamación, si la hay, en el torrente sanguíneo. La inflamación puede indicar infección, que puede ser un síntoma de neutropenia.

Desequilibrios hormonales relacionados con la enfermedad

Las hormonas son mensajeros que viajan por el organismo para producir determinados efectos. Por ejemplo, los seres humanos tienen una hormona llamada eritropoyetina que le indica al cuerpo que produzca glóbulos rojos.

Cuando se impide que estos mensajeros realicen su función, puede producirse una baja cantidad de células sanguíneas.

Hipogonadismo

El hipogonadismo es una enfermedad en la que el organismo no produce suficientes hormonas sexuales de forma involuntaria. Estas hormonas son la testosterona, en el caso de las personas de sexo biológico masculino, y los estrógenos, en el de las personas de sexo biológico femenino.

Las personas con niveles bajos de testosterona pueden tener una baja cantidad de glóbulos rojos. Por ello, es posible que le realicen pruebas para detectar niveles hormonales bajos. El tratamiento

Velocidad de sedimentación globular

Esta prueba mide la rapidez con la que los glóbulos rojos se depositan en el fondo del tubo de ensayo.

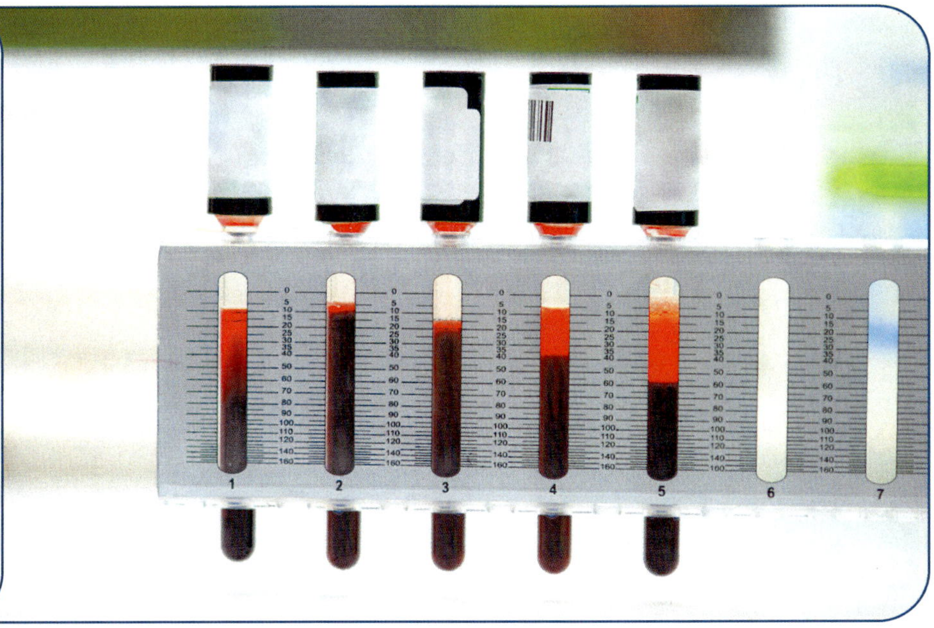

del hipogonadismo puede incluir tratamiento de reemplazo hormonal y reproducción asistida.

Disfunción suprarrenal

Las glándulas suprarrenales están situadas arriba de los riñones. La insuficiencia suprarrenal, o enfermedad de Addison, es un trastorno en el que las glándulas suprarrenales no producen suficiente cortisol y aldosterona. Esto puede causar síntomas de anemia o neutropenia.

Las glándulas suprarrenales liberan cortisol para ayudar al organismo a manejar las situaciones de estrés. La aldosterona ayuda a equilibrar el sodio y el potasio en la sangre.

Las pruebas permiten medir los niveles de cortisol y aldosterona en el organismo. Un exceso de cortisol puede elevar la presión sanguínea y aumentar la sensación de estrés. Un exceso de aldosterona puede provocar la pérdida de potasio y la retención de sodio.

Pruebas médicas generales

Antecedentes familiares

Algunos tipos de cáncer, como otras enfermedades, son hereditarios. Su médico le preguntará sobre los antecedentes médicos de sus familiares consanguíneos. Esta información se llama antecedentes familiares.

Si es posible, pregunte a sus familiares por sus problemas de salud, como enfermedad cardíaca, cáncer y diabetes, y qué edad tenían cuando se los diagnosticaron.

Antecedentes médicos

Los antecedentes médicos son un registro de todos los problemas de salud y tratamientos que ha tenido durante su vida.

Prepárese para enumerar las enfermedades o lesiones que ha tenido y cuándo ocurrieron. Lleve una lista de los medicamentos nuevos y antiguos e incluso los de venta libre, los remedios herbarios o los suplementos que esté tomando. Los antecedentes médicos ayudan a determinar qué tratamiento es el mejor para usted.

Examen físico

Un miembro de su equipo de atención médica realizará un examen físico completo de su cuerpo. Este examen incluye la verificación de los signos vitales, como el ritmo cardíaco. El médico también observará su cuerpo y presionará suavemente ciertas zonas para detectar cualquier anomalía en los órganos o los ganglios linfáticos.

Endoscopia

La endoscopia es una prueba no quirúrgica en la que se utiliza un tubo flexible con una luz y una cámara para observar el interior del tubo digestivo. Le permite al equipo de atención médica comprobar que no hay hemorragias estomacales. Estará dormido durante este procedimiento.

Puntos clave

- Los médicos utilizan un análisis de sangre llamado hemograma completo para diagnosticar la anemia. Un hemograma completo mide la cantidad y la composición física de las células que se encuentran en la sangre.
- Algunos tipos de cáncer y otras enfermedades pueden ser hereditarios, por lo que es importante que informe a su equipo de atención médica sobre cualquier antecedente familiar de enfermedad que conozca.

Preguntas para hacer

- ¿Alguna de las pruebas que me recomienda resultará incómoda o dolorosa?
- ¿Cómo puedo prepararme para las pruebas?
- ¿Mi seguro médico pagará estos estudios?
- Mis venas son difíciles de encontrar. ¿Disponen de un localizador de venas?

¿Cuál es el siguiente paso?

Después de las pruebas, es posible que reciba un diagnóstico de anemia, neutropenia o trombocitopenia. Las recomendaciones de los expertos de la NCCN pueden orientar su plan de tratamiento. Para saber más sobre estas recomendaciones, siga leyendo los siguientes capítulos.

“Adapte su estilo de vida (a uno mejor). No se avergüence de dormir mucho. Tómese días de descanso. Vivir más despacio es un lujo. Yo me lo tomo como un regalo”.

3

Tratamiento de la anemia

Hay muchos tipos de anemia, cada uno con sus propias causas y síntomas. Este capítulo se centra en la anemia causada por el cáncer o el tratamiento de quimioterapia.

La anemia es una afección en la que su sangre no tiene una cantidad suficiente de glóbulos rojos sanos, lo que causa que haya menos oxígeno en el organismo. Si circula menos oxígeno por el organismo, puede sentir fatiga o mareo.

Si la anemia es grave, puede tratarse con una transfusión de sangre, suplementos de hierro o medicamentos para estimular la producción de glóbulos rojos.

Hay muchos tipos y causas de anemia. La anemia leve es una afección común y tratable que puede ocurrirle a cualquier persona.

La anemia también puede ser un signo de una afección más grave. Puede estar causada por sangrado crónico del estómago, inflamación crónica por una infección, enfermedad renal, cáncer o enfermedad autoinmune.

Este capítulo se centra en la anemia causada por el cáncer o la quimioterapia. También se centra en la relación del cáncer con la anemia.

Anemia y cáncer

La anemia es un efecto secundario muy frecuente de la quimioterapia. Los fármacos de quimioterapia matan las células que crecen rápido, como las cancerosas y las sanguíneas. La anemia grave causada por la quimioterapia puede provocar un retraso en los tratamientos o la necesidad de reducir la dosis de quimioterapia.
Cualquier retraso en

Anemia

La anemia se produce cuando el cuerpo no puede producir suficiente cantidad de glóbulos rojos para transportar oxígeno a los tejidos y órganos.

- La anemia puede causar dificultad para respirar, dedos de manos y pies fríos, palidez y dolor de cabeza frecuente.
- La anemia puede afectar a personas de todas las edades, razas y etnias. Algunos tipos de anemia son muy comunes y otros, muy poco frecuentes.
- Las causas de la anemia pueden incluir pérdida de sangre o cantidad insuficiente de glóbulos rojos. Los factores que pueden causar que haya insuficiente cantidad de glóbulos rojos incluyen la dieta, afecciones médicas o trastornos genéticos.
- Si la anemia se debe a una dieta pobre, comer más verduras de hojas verdes, frutos secos, fruta desecada, carnes rojas, cereales, cítricos y legumbres puede ayudar.
- Los síntomas de anemia también pueden ser factores de riesgo para otras enfermedades y trastornos. Esto significa que es posible pasarla por alto o diagnosticarla mal.
- Colabore con su médico para determinar la causa de la anemia. Es más probable que mantenga su salud y evite sufrir otras afecciones serias a largo plazo.

los tratamientos de quimioterapia puede causar que sean menos eficaces.

Estas son algunas causas de la anemia en personas con cáncer:

- Medicamentos de quimioterapia.
- Sangrado de cualquier tipo.
- Tipos de cáncer que destruyen la capacidad del organismo para producir nuevas células sanguíneas.

En condiciones sanas, los riñones producen una hormona que indica al organismo que debe fabricar más glóbulos rojos. Si los riñones están dañados por el cáncer, la quimioterapia o la radioterapia, no habrá suficiente estructura hormonal para activar más glóbulos rojos. Esto puede causar anemia.

¿Cómo se trata la anemia?

El tratamiento depende del tipo de anemia y de la causa. Pueden utilizarse suplementos de hierro para tratar la deficiencia de hierro. Las transfusiones de sangre pueden utilizarse para la pérdida de sangre. Pueden utilizarse determinados medicamentos para aumentar la producción de células sanguíneas.

Transfusión de glóbulos rojos

La forma más rápida de aumentar la cantidad de glóbulos rojos es con una transfusión de sangre. Es un procedimiento de rutina por el que se le administra sangre donada a través de una vena del brazo.

Una transfusión de sangre suele durar de 1 a 4 horas, en función de la cantidad y qué parte de la sangre necesite.

Antes y después de las transfusiones, se le realizarán análisis de sangre periódicos para comprobar la cantidad de células sanguíneas.

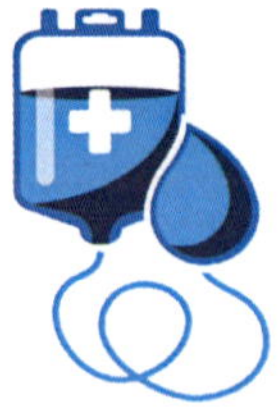

Transfusiones

La transfusión es un procedimiento común para reemplazar la sangre o los componentes de la sangre (glóbulos rojos o plaquetas). Se da a través de una vía intravenosa (IV), un tubo delgado que se introduce en una vena con una pequeña aguja.

- Todo el proceso puede tardar aproximadamente de 1 a 4 horas, dependiendo de la cantidad de sangre que se necesite.
- La mayoría de las transfusiones usan sangre de un donante. La persona puede elegir a un familiar o amigo para que donen sangre.
- Las transfusiones suelen ser muy seguras. La sangre donada se analiza, se manipula y se almacena cuidadosamente.
- El cuerpo de la mayor parte de las personas acepta las transfusiones de sangre sin inconvenientes. Pero, como en cualquier procedimiento médico, hay algunos riesgos. Hable con su médico para que le dé información específica sobre sus riesgos.
- La quimioterapia puede afectar la forma en que la médula ósea produce glóbulos nuevos. Algunas personas en tratamiento para el cáncer pueden necesitar una transfusión de glóbulos rojos o plaquetas.

A veces, es posible que necesite más de una transfusión de sangre.

Antes de la primera transfusión de sangre, se hará una evaluación para determinar la gravedad de la anemia. Si no experimenta síntomas y no tiene otros problemas de salud importantes, no es necesario ningún tratamiento.

Si el número de glóbulos rojos sigue disminuyendo debido a la quimioterapia o radioterapia recientes, y no tiene otros problemas de salud importantes, su médico le recomendará un tratamiento con una transfusión de glóbulos rojos.

Si tiene síntomas de anemia, se le harán pruebas para detectar los siguientes problemas de salud antes de iniciar el tratamiento:

- Enfermedad cardíaca o dolor en el pecho
- Respiración rápida o dificultosa
- Mareos o desmayos
- Fatiga

Efectos secundarios de la transfusión de glóbulos rojos

La transfusión de glóbulos rojos puede tener efectos secundarios, como los siguientes:

- Reacciones alérgicas
- Fiebre
- Infección
- Sobrecarga de volumen
- Demasiado hierro

Estos efectos secundarios suelen ser poco frecuentes.

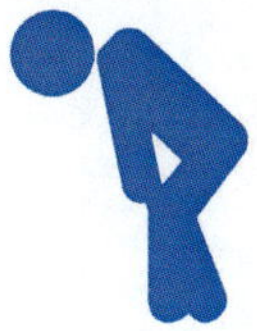

Fatiga

La fatiga es frecuente en el cáncer. La anemia puede empeorar la fatiga. La anemia también puede afectar su tratamiento contra el cáncer.

Tratamiento con eritropoyetina

La eritropoyetina es una hormona que producen los riñones. Impulsa la creación de glóbulos rojos.

Los fármacos estimulantes de la eritropoyesis, o FEE, son medicamentos que actúan como la eritropoyetina. Se utilizan en el tratamiento de la anemia causada por la quimioterapia, la enfermedad renal crónica o determinados tratamientos contra el VIH.

Los FEE pueden ayudar a reducir la necesidad de transfusiones de sangre durante el tratamiento de quimioterapia.

La epoetina alfa (Procrit y Epogen) y la darbepoetina alfa (Aranesp) son ejemplos de fármacos estimuladores de la eritropoyesis. También existe un producto biosimilar, la epoetina alfa-epbx (Retacrit), que tiene un efecto parecido, pero se fabrica de forma diferente.

Puede recibir tratamiento con FEE si tiene anemia y además:

- recibe quimioterapia;
- tiene una enfermedad renal crónica;
- no desea o no puede recibir una transfusión de sangre.

Los FEE pueden causar las siguientes afecciones:

- Aumento del riesgo de coágulos sanguíneos en las venas.
- Mayor riesgo de infarto de miocardio, accidente cerebrovascular, insuficiencia cardíaca y muerte.
- Crecimiento de tumores en algunas personas (pero, por lo general, el cáncer no empeora).

Aumento del hierro

El hierro es un mineral esencial necesario para mantener sanas las células, la piel, el cabello y las uñas. También es importante para producir hemoglobina, la molécula de la sangre que transporta el oxígeno por el cuerpo.

Si los niveles de hierro son bajos, el profesional de atención médica puede administrarle un suplemento de hierro por vía intravenosa (i. v.). Los efectos secundarios del hierro i. v. pueden ser enrojecimiento, dolores de cabeza y dolores articulares o musculares días después del tratamiento.

O bien, el profesional de atención médica puede darle un tratamiento con un suplemento de hierro por vía oral o una píldora. El hierro por vía oral se utiliza para casos menos graves de deficiencia de hierro, pero puede causar problemas estomacales.

Puntos clave

- La anemia es una afección en la que su cuerpo no produce cantidad suficiente de glóbulos sanos, lo que causa que se transporte menos oxígeno a las células.
- La anemia grave causada por la quimioterapia puede retrasar los tratamientos o requerir una reducción de la dosis de quimioterapia.
- La forma más rápida de tratar la anemia es con una transfusión de glóbulos rojos.
- Los fármacos estimulantes de la eritropoyesis (FEE) estimulan la médula ósea para que produzca más glóbulos rojos, lo que puede causar la reaparición del cáncer (pero no su empeoramiento).

Preguntas para hacer

- ¿Hay algún tratamiento que no recomiende para la anemia?
- ¿Tiene acceso a un grupo sanguíneo compatible para mí?

> **“Si no fuera por el cáncer, diría que he tenido una vida perfecta. Si no fuera por el cáncer, ¿me daría cuenta de esto?”.**

4

Tratamiento de la neutropenia

La neutropenia consiste en un bajo número de glóbulos blancos. Esto puede aumentar el riesgo de infecciones. En este capítulo, se presenta una descripción general de la neutropenia.

La neutropenia es un bajo número de glóbulos blancos (neutrófilos). Los glóbulos blancos son importantes para combatir las infecciones en el organismo. Con menos glóbulos blancos que combatan los gérmenes, el organismo correrá un riesgo más alto de contraer infecciones.

Cuando la neutropenia es grave, incluso las bacterias que normalmente se encuentran en la boca y los intestinos pueden causar una enfermedad grave.

Ciertos tipos de cáncer y tratamientos oncológicos pueden causar neutropenia. Es frecuente después de recibir quimioterapia. Esto se debe a que la quimioterapia mata tanto las células cancerosas como los glóbulos blancos sanos.

La mayoría de las personas no son conscientes de que padecen neutropenia porque no provoca síntomas por sí sola. Las personas suelen enterarse cuando se hacen un análisis de sangre por otros motivos.

¿Cómo se produce la neutropenia?

La neutropenia puede producirse de diversas maneras. Una de ellas es que los glóbulos blancos (neutrófilos) se agotan o se destruyen más rápido de lo que pueden producirse. Otra manera es que la médula ósea no produzca cantidad suficiente de glóbulos blancos.

La neutropenia suele producirse entre 7 y 12 días después de recibir quimioterapia. El momento depende del tipo de quimioterapia que reciba.

Un miembro de su equipo de tratamiento le hará saber cuándo es probable que su cantidad de glóbulos blancos esté en su punto más bajo. Durante este tiempo, debe vigilar con atención los signos y síntomas de infección.

Neutropenia

La neutropenia consiste en un bajo número de glóbulos blancos llamados neutrófilos. Los neutrófilos son importantes para combatir las infecciones.

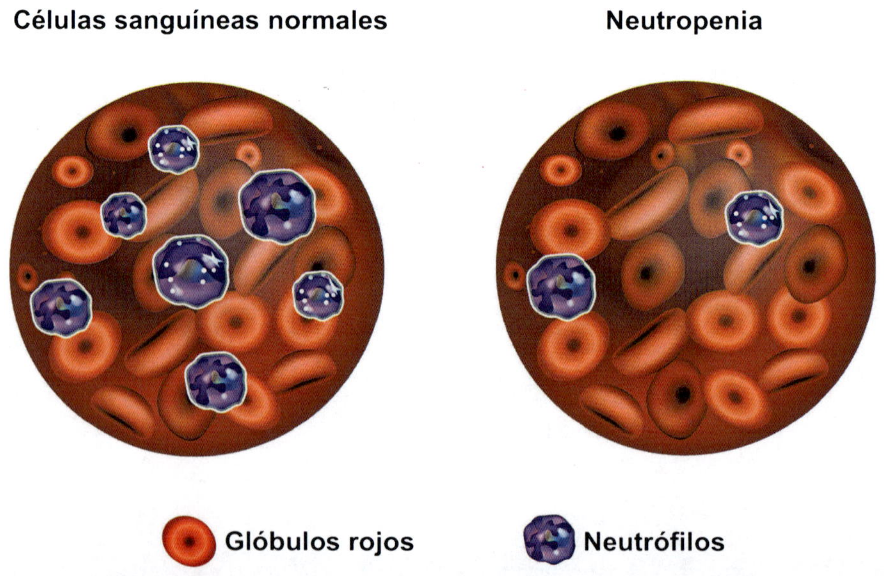

Los signos y síntomas del infección pueden incluir:

- Fiebre (temperatura igual o superior a 38 °C o 100,4 °F)
- Dolor de garganta, llagas en la boca o dolor de muelas
- Dolor abdominal
- Dolor cerca del ano o al orinar
- Diarrea
- Tos o falta de aire
- Enrojecimiento, hinchazón o dolor alrededor de un corte, herida o catéter

¿Qué es la neutropenia febril?

Cuando una persona con neutropenia también presenta fiebre, se denomina neutropenia febril. Con la neutropenia febril, su riesgo de contraer infecciones puede ser más elevado de lo normal. Esto se debe a que un menor número de glóbulos blancos conlleva una menor capacidad para combatir las infecciones, y su organismo ya está comprometido.

Tratamiento preventivo

Antes de recibir quimioterapia o un trasplante de médula ósea, es posible que le administren un medicamento para ayudar a prevenir las complicaciones que puedan surgir.
Este medicamento se denomina factor estimulante de colonias de granulocitos o G-CSF.

Los G-CSF aumentan la producción de glóbulos blancos. El aumento de glóbulos blancos refuerza el sistema inmunitario para protegerlo más eficazmente de las complicaciones de la quimioterapia.

Si su médico considera que puede ser útil un G-CSF, normalmente se le administrará en forma de inyección a partir de 1 a 3 días después de la quimioterapia.

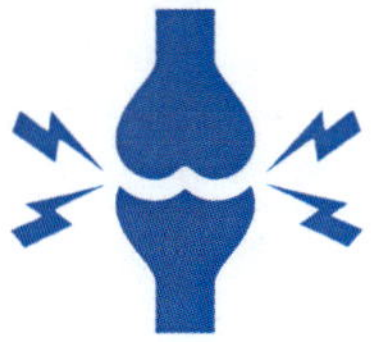

Dolor de huesos

El dolor de huesos es un efecto secundario frecuente de los G-CSF. El motivo no está claro. Puede deberse a la respuesta inflamatoria del organismo, que es la forma en que el sistema inmunitario responde a la infección.

Hable con su equipo de atención médica si tiene dolor de huesos. Es posible que le receten medicamentos para aliviar el dolor.

Entre los G-CSF se incluyen los siguientes medicamentos:

- Filgrastim (Neupogen)
- Tbo-filgrastim (Granix)
- Pegfilgrastim (Neulasta)
- Efbemalenograstim alfa-vuxw (Ryzneuta)
- Eflapegrastim-xnst (Rolvedon)

Además de utilizarse para la quimioterapia, los G-CSF se usan para tratar la neutropenia febril grave causada por la radioterapia.

Antes de iniciar la quimioterapia

Se le evaluará el riesgo de desarrollar neutropenia febril antes de su primer tratamiento de quimioterapia y durante todos los tratamientos de quimioterapia.

Tipo de cáncer

Se tendrá en cuenta su tipo de cáncer cuando se hable de su riesgo de neutropenia. Por ejemplo, la neutropenia es un efecto secundario frecuente en personas con leucemia, pero puede no ser tan frecuente en personas con otros tipos de cáncer.

Dosis y tipo de quimioterapia

La quimioterapia mata a las células de rápido crecimiento en todo el cuerpo, tanto las cancerosas como las sanas. El riesgo de neutropenia febril puede aumentar en función de la dosis de quimioterapia o del régimen de quimioterapia (combinación de fármacos) que reciba.

Las dosis de quimioterapia incluyen:

- La **quimioterapia de dosis alta** es un tratamiento farmacológico intensivo. Puede destruir la médula ósea y causar efectos secundarios graves. Después de la quimioterapia de dosis alta, es frecuente tener un trasplante de células hematopoyéticas.
- La **quimioterapia de dosis densa** es una quimioterapia que se administra con más frecuencia de la programada habitualmente, con menos tiempo entre dosis. El objetivo de acortar el intervalo entre las dosis es destruir el mayor número posible de células cancerosas.
- La **quimioterapia de dosis estándar** se administra según un calendario regular, por ejemplo, mensualmente. Algunas combinaciones de medicamentos de quimioterapia, aunque no sean de dosis altas o densas, pueden aumentar el riesgo de neutropenia grave.

Objetivo del tratamiento

Colabore con su equipo de atención médica para definir su objetivo de tratamiento. Sus opciones variarán entre la curación o los cuidados paliativos. Los cuidados paliativos consisten en aliviar los efectos secundarios de la quimioterapia, la radioterapia o los síntomas de la enfermedad. A veces, se denominan "cuidados de apoyo".

Factores de riesgo del paciente

Un factor de riesgo es algo que aumenta las probabilidades de tener una enfermedad. Sus factores de riesgo se tendrán en cuenta en el momento de decidir el mejor tratamiento para usted. Los factores de riesgo de complicaciones por neutropenia incluyen la edad, otros problemas de salud, como enfermedades pulmonares o cardíacas, y los tratamientos previos del cáncer que se hayan recibido.

Antes de iniciar la quimioterapia, se le clasificará en un grupo de riesgo en función de sus factores de riesgo específicos.

Su riesgo de desarrollar neutropenia febril se basará en lo siguiente:

- Su tipo de cáncer o enfermedad.
- El tipo de quimioterapia planificada.
- Otros problemas de salud graves.
- El objetivo del tratamiento (si es curar o disminuir los síntomas del cáncer).

Una vez determinado su riesgo, se lo clasificará en uno de los siguientes grupos de riesgo:

- Riesgo bajo
- Riesgo intermedio
- Riesgo alto

Riesgo bajo

Si está recibiendo un régimen de quimioterapia a dosis estándar, no presenta síntomas y no tiene otros problemas de salud importantes, tiene un riesgo bajo de neutropenia febril. Un riesgo bajo significa que tiene menos de 1 probabilidad entre 10 de desarrollar neutropenia febril. No es necesario un tratamiento preventivo.

Se lo volverá a evaluar para detectar neutropenia febril después de su primer ciclo de quimioterapia. Si su riesgo no cambia, se le harán pruebas para detectar cualquier cambio en su puntuación del riesgo después de cada tratamiento de quimioterapia.

Riesgo intermedio

Si está en un régimen de quimioterapia de dosis densa y tiene uno o más de los factores de riesgo mencionados en la **Guía 2**, tiene un riesgo intermedio. Un riesgo intermedio significa que tiene una probabilidad de 1 a 2 entre 10 de desarrollar neutropenia febril.

Puede recibir G-CSF si se le indica que tiene un riesgo intermedio.

Riesgo alto

Un riesgo alto de neutropenia febril significa que tiene más de 2 probabilidades entre 10 de desarrollarla. Esto significa que usted está en un régimen de quimioterapia de dosis alta y tiene múltiples factores de riesgo enumerados en la **Guía 2**, además de neutropenia.

La neutropenia febril de alto riesgo se tratará con G-CSF antes del primer ciclo de quimioterapia. También se le evaluará después de cada ciclo de quimioterapia para determinar si hay algún cambio y si es necesario un tratamiento adicional para la neutropenia febril.

Guía 2
Riesgo intermedio de neutropenia febril

Factores de riesgo	Si...		Entonces...
• Quimioterapia o radioterapia previas • Neutropenia persistente • Afectación de la médula ósea por el tumor • Cirugía reciente o heridas abiertas • Disfunción hepática • Disfunción renal • 65 años de edad o más y con quimioterapia de intensidad de dosis completa	No tiene factores de riesgo	→	Estará en observación
	Tiene uno o más factores de riesgo	→	Puede recibir G-CSF

Neutropenia febril durante el tratamiento

A veces, las personas desarrollan neutropenia febril durante la quimioterapia. Esto puede ocurrir a pesar del tratamiento preventivo con G-CSF.

Si corre el riesgo de desarrollar una complicación relacionada con una infección, puede recibir tratamiento con factores de crecimiento mieloide (FCM).

Los FCM se utilizan para aumentar el número de células sanguíneas y prevenir las infecciones. Son una categoría más amplia y puede incluir los G-CSF o factores estimulantes de colonias de granulocitos-macrófagos (GM-CSF).

A diferencia de los G-CSF, los GM-CSF estimulan la producción de macrófagos además de granulocitos. Ambos son diferentes tipos de glóbulos blancos que pueden ayudar a combatir las infecciones en el organismo.

Para obtener más información sobre cuándo se utilizan los FCM y los G-CSF, consulte la **Guía 3**.

Si ha recibido G-CSF

La neutropenia febril se tratará en función del fármaco recibido.

Si recibió filgrastim (Neupogen) o TBO-filgrastim (Granix), continuará con este tratamiento.

Si recibió tratamiento con pegfilgrastim (Neulasta), eflapegrastim-xnst (Rolvedon) o efbemalenograstim alfa-vuxw (Ryzneuta), no se recomienda ningún tratamiento adicional con G-CSF.

Guía 3
Uso terapéutico de los factores de crecimiento mieloide: Neutropenia febril

	Si...		Entonces...
Recibe o ha recibido G-CSF preventivos	Está recibiendo filgrastim diario o tbo-filgrastim	→	Continúa con G-CSF
	Ha recibido pegfilgrastim de larga duración	→	Sin G-CSF adicionales
No ha recibido G-CSF preventivos	No tiene factores de riesgo para desarrollar una complicación asociada a una infección	→	Sin FCM terapéuticos
	Tiene factores de riesgo para desarrollar una complicación asociada a una infección	→	Con FCM terapéuticos

Puntos clave

- La neutropenia es una baja cantidad de glóbulos blancos. Un número bajo de glóbulos blancos reduce la capacidad del organismo para combatir las infecciones.
- La neutropenia es frecuente después de recibir quimioterapia. Esto se debe a que la quimioterapia mata tanto las células cancerosas como los glóbulos blancos sanos.
- La mayoría de las personas que tienen neutropenia no lo saben. Las personas suelen enterarse cuando se hacen un análisis de sangre por otros motivos.
- Cuando una persona con neutropenia también presenta fiebre, se denomina neutropenia febril. Puede recibir tratamiento para intentar prevenir la neutropenia febril.
- La neutropenia febril es una afección grave. Debe comunicar cualquier síntoma de fiebre que experimente a su equipo de atención médica lo antes posible.

Preguntas para hacer

- ¿Tengo riesgo de desarrollar neutropenia febril?
- ¿El tratamiento para la neutropenia puede tener efectos secundarios?
- ¿Qué medidas puedo tomar para prevenir las infecciones durante la neutropenia?

¡Nos interesan sus comentarios!

Nuestro objetivo es brindar información útil y fácil de entender sobre el cáncer. Realice nuestra encuesta para decirnos qué hicimos bien y qué podríamos mejorar.
NCCN.org/patients/feedback

5

Tratamiento de la trombocitopenia

Las plaquetas son una parte importante de la sangre. Trabajan junto con unas proteínas denominadas factores de coagulación para controlar las hemorragias en el interior del organismo y en la piel.

Las plaquetas se producen en la médula ósea junto con los glóbulos blancos y rojos. Se desplazan por los vasos sanguíneos y se unen (coagulan) para detener las hemorragias cuando es necesario.

¿Qué es la trombocitopenia?

La trombocitopenia es cuando la sangre tiene menos plaquetas de lo normal. Durante la trombocitopenia, pueden producirse hemorragias graves en el interior del cuerpo o bajo la piel.

La trombocitopenia puede durar de días a años, según su causa. Muchos factores pueden causar trombocitopenia, como los siguientes:

- La médula ósea no produce suficientes plaquetas, como en la leucemia o en otros trastornos sanguíneos como la hemofilia.
- Infecciones, como el virus de la hepatitis C, el VIH o el virus de Epstein-Barr.
- Algunos medicamentos, como la warfarina (Coumadin), la heparina, ciertos antibióticos, la quinina y los medicamentos de quimioterapia, como así también beber mucha cantidad de alcohol.
- Las plaquetas quedan atrapadas en el bazo (esto ocurre en la cirrosis, la mielofibrosis y la enfermedad de Gaucher).
- Las transfusiones de glóbulos rojos pueden reducir el número de plaquetas en la sangre.
- El organismo puede destruir o utilizar las plaquetas que se producen en la médula ósea. Esto ocurre en muchas afecciones, como la trombocitopenia inmunitaria, la púrpura trombótica trombocitopénica y el síndrome urémico hemolítico.

Informe a su equipo de atención médica de cualquier medicamento que esté tomando y que pueda empeorar la trombocitopenia, como la warfarina.

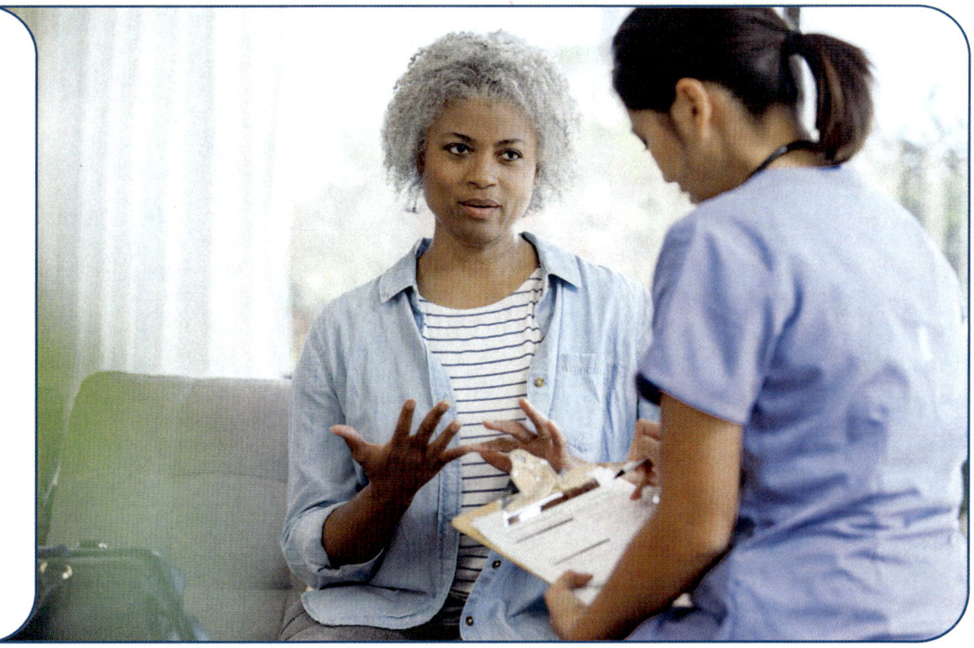

Tratamiento para la trombocitopenia

El tratamiento de la trombocitopenia depende de su causa. Si se descubre que padece trombocitopenia inducida por quimioterapia, o CIT, es previsible que reciba uno o varios de los siguientes tratamientos:

- Cambio en la dosis o el tratamiento de quimioterapia
- Transfusión de plaquetas
- Ensayo clínico de agonistas de los receptores de la trombopoyetina (AR-TPO)
- Romiplostim

Cambio de quimioterapia

La quimioterapia destruye las células de formación rápida, como las células sanguíneas o cancerosas. En consecuencia, las personas tratadas con quimioterapia tienen más probabilidades de presentar problemas de salud asociados a una baja cantidad de células sanguíneas, como la trombocitopenia.

Si su tratamiento de quimioterapia le está causando problemas de baja cantidad de plaquetas, es posible que se reduzca o cambie la quimioterapia. Pídale ayuda a su equipo de atención médica para evaluar las ventajas y desventajas de cambiar o retrasar las dosis de quimioterapia.

Transfusión de plaquetas

Puede recibir una transfusión de plaquetas si su cantidad de plaquetas es baja. Una transfusión de plaquetas se utiliza para detener o prevenir hemorragias en personas con trombocitopenia.

Durante una transfusión, las plaquetas se administran a través de un goteo intravenoso (IV) con una aguja que se coloca en el brazo. Las plaquetas procederán de uno o varios donantes. La transfusión suele durar entre 15 y 30 minutos.

Después de una transfusión, es previsible un aumento inmediato del número de plaquetas en la sangre.

Para otras personas, sin embargo, los efectos pueden ser solo temporales (de 3 a 5 días) y pueden ser necesarias más transfusiones.

Agonistas de los receptores de la trombopoyetina

El tratamiento habitual de la trombocitopenia son los agonistas de los receptores de la trombopoyetina o AR-TPO.

Los AR-TPO aumentan la cantidad de plaquetas, disminuyen las hemorragias no controladas y reducen la necesidad de tratamientos de rescate. Los tratamientos de rescate se administran cuando el tratamiento habitual no ha funcionado.
Un ejemplo de AR-TPO es el eltrombopag (Promacta).

Romiplostim

El romiplostim (Nplate) es un fármaco utilizado para aumentar el número de plaquetas y disminuir el riesgo de hemorragias. Es un factor de crecimiento mieloide, o FCM, que se administra en forma de inyección. El FCM estimula la médula ósea para que produzca más células madre.

Después de un trasplante de células madre

Puede desarrollar trombocitopenia después de someterse a un trasplante de células hematopoyéticas (TCH). El objetivo de un TCH es curar el cáncer con el reemplazo de las células enfermas por células sanas.

Un TCH, también llamado trasplante de células madre o trasplante de médula ósea, destruye las células cancerosas en la médula ósea y las reemplaza con células sanas y nuevas de un donante.

Estas células madre sanas, formadoras de sangre, se infunden con una aguja. Las células nuevas viajan a la médula ósea, donde crecerán y producirán nuevas células sanguíneas sanas. También pueden reconocer y atacar cualquier célula cancerosa restante.

Estudios

Si desarrolla trombocitopenia después de un TCH, se harán evaluaciones para detectar:

- deficiencias nutricionales;
- medicamentos y suplementos que reducen la producción de plaquetas;
- infección;
- trombocitopenia inmunitaria;
- fracaso del TCH (el trasplante no funcionó);
- las células trasplantadas atacan a las células inmunitarias;
- recurrencia del cáncer (reaparece).

Tratamiento

Si padece trombocitopenia después de un TCH, su médico intentará determinar la causa.

Si no hay una causa clara, estas son las opciones de tratamiento para la trombocitopenia:

- Transfusión de plaquetas
- Ensayo clínico de AR-TPO
- Eltrombopag

Puntos clave

- Las plaquetas son una parte importante de la sangre. Controlan el sangrado dentro del cuerpo y en la piel.
- La trombocitopenia se produce cuando el sistema inmunitario ataca las plaquetas de la sangre.
- Durante la trombocitopenia, pueden producirse hemorragias graves en el interior del cuerpo o bajo la piel.
- Si padece trombocitopenia inducida por la quimioterapia, las opciones de tratamiento incluyen transfusión de plaquetas, reducción de la quimioterapia, romiplostim o un ensayo clínico.
- El trasplante de células hematopoyéticas (TCH) destruye las células de la médula ósea y las sustituye por células hematopoyéticas nuevas y sanas procedentes de otra persona.

Preguntas para hacer

- ¿Existen restricciones en mi vida diaria si tengo trombocitopenia?
- ¿Cuál es el riesgo de que el trasplante de médula ósea me provoque trombocitopenia?
- ¿Qué puedo hacer para reducir el riesgo de hemorragias por trombocitopenia?

6

La ICAHT y el tratamiento complementario

La ICAHT, o hematotoxicidad asociada a células efectoras inmunitarias, es un efecto secundario potencialmente mortal de algunos tratamientos del cáncer. Esta complicación causa neutropenia, anemia y trombocitopenia juntas.

La hematotoxicidad asociada a células efectoras inmunitarias, o ICAHT, puede parecer un nombre largo. En resumen, es un efecto secundario de algunos tratamientos del cáncer donde el cuerpo desarrolla los tres tipos de baja cantidad de células sanguíneas juntas. Puede ser potencialmente mortal, pero los expertos de NCCN han diseñado guías para ayudar a prevenir la ICAHT cuando sea posible, como se describe en este capítulo.

Guía 4 **Factores de riesgo de los ICAHT**
Tiene cáncer en la médula ósea.
Tiene muchos tumores cancerosos.
Tiene anemia, trombocitopenia o neutropenia.
Ya tiene inflamación.
Tiene una infección activa.
Ha tenido un trasplante de médula ósea.
Ha tenido una terapia puente (medicamentos anticoagulantes, como la warfarina [Coumadin]).
Su puntaje de CAR-HEMATOTOX es 2 o más.

Evaluación del riesgo de ICAHT

Antes de comenzar el tratamiento con una terapia de células efectoras inmunitarias, como un tratamiento con células T con receptor de antígeno quimérico (CAR), el equipo de atención médica evaluará su riesgo de padecer ICAHT.
Estos factores de riesgo se enumeran en la **Guía 4**.

El puntaje CAR-HEMATOTOX determina el nivel de riesgo de tener neutropenia según las sustancias químicas presentes en la sangre, como la ferritina.

Tratamiento de la ICAHT

El tratamiento de la ICAHT se determina según la cantidad de factores de riesgo que tenga, mencionados en la sección anterior. Si no tiene ninguno de los factores de riesgo mencionados en la sección “Evaluación del riesgo de ICAHT”, puede recibir factores estimulantes de colonias de granulocitos (G-CSF) para prevenir la neutropenia febril.

Consulte el *Capítulo 4: Neutropenia* para obtener más información sobre los G-CSF y la neutropenia febril.

Si tiene alguno de los factores de riesgo mencionados en la sección anterior, recibirá los G-CSF dos días o más después del tratamiento inicial con células T con CAR. Si no responde al tratamiento en una semana aproximadamente, puede recibir células madre o agonistas de los receptores de la trombopoyetina (AR-TPO). Consulte el *Capítulo 5: Trombocitopenia* para obtener más información sobre los AR-TPO.

Las bajas cantidades de células sanguíneas (neutropenia, anemia y trombocitopenia) causadas por la ICAHT se tratan individualmente como se describió en otros capítulos.

Tratamiento complementario para la baja cantidad de células sanguíneas

El tratamiento complementario es una parte importante de su atención oncológica.
El objetivo es mejorar su calidad de vida durante el tratamiento del cáncer y después de este, incluido el tratamiento para la baja cantidad de células sanguíneas. El tratamiento complementario es para todas las personas con cáncer y sus familias, no solo para las que se encuentran al final de la vida. También se conoce como cuidados paliativos.

El tratamiento complementario incluye una amplia variedad de servicios. Previene o maneja los síntomas del cáncer y los efectos secundarios del tratamiento del cáncer, como el dolor y la fatiga relacionada con la enfermedad. También aborda los problemas mentales, sociales, emocionales y espirituales a los que se enfrentan las personas con cáncer.

El tratamiento complementario proporciona ayuda con otras necesidades, como las siguientes:

- Toma de decisiones sobre el tratamiento
- Coordinación de la atención médica
- Pago de la atención médica
- Planificación anticipada de la atención y relacionada con el final de la vida

Lea más sobre los tipos de apoyo que puede recibir en *NCCN Guidelines for Patients: Cuidados paliativos* en NCCN.org/patientguidelines y en la aplicación NCCN Patient Guides for Cancer.

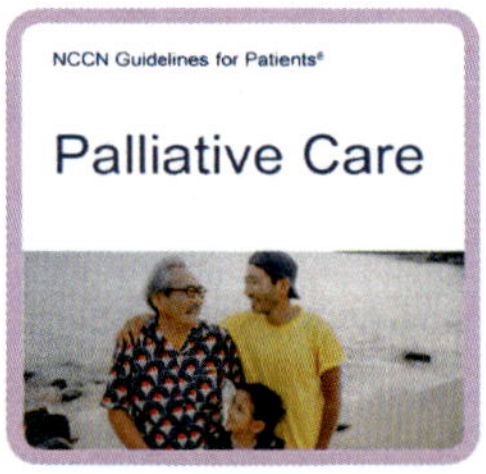

La gente preguntará cómo puede ayudar. Diga lo que necesita. ‘Puedes cocinar para mí. Por favor, envasa las comidas en recipientes de 110 gramos porque es lo máximo que puedo consumir de una sola vez’”.

Puntos clave

- La ICAHT, o hematotoxicidad asociada a células efectoras inmunitarias, es una complicación potencialmente mortal de algunos tratamientos del cáncer.
- Su nivel de riesgo determina qué clase de tratamiento requiere. Si tiene más de 1 factor de riesgo, recibirá tratamiento con G-CSF.
- La baja cantidad de células sanguíneas causada por la ICAHT se trata según la necesidad con los tratamientos mencionados en los capítulos previos.
- El tratamiento complementario siempre está disponible si lo necesita. No es solo para el cuidado en la última etapa de la vida.

Preguntas para hacer

- Si estoy recibiendo un tratamiento con células T con CAR, ¿qué riesgo tengo de tener ICAHT?
- ¿Qué puedo hacer para asegurarme de que mis cantidades de células sanguíneas estén en niveles correctos?
- ¿Puedo recibir tratamiento complementario para aliviar mi dolor?
- ¿Puedo recibir asistencia financiera o apoyo psicosocial en este momento?

¿Cuál es el siguiente paso?

La mejor defensa contra la baja cantidad de células sanguíneas es participar activamente en su tratamiento. Hable con su equipo de atención médica y hágales saber cómo se siente durante todas las etapas de su tratamiento contra el cáncer. Ninguna pregunta es demasiado sencilla, ningún comentario es una queja.

Usted es su mejor aliado en este viaje.

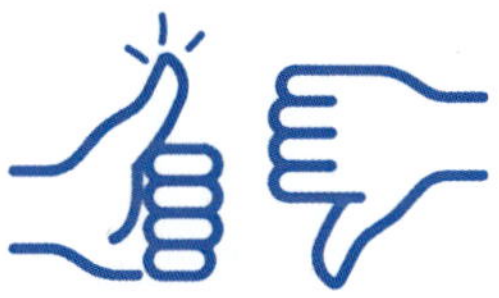

¡Cuéntenos qué opina!

Tómese un momento para completar una encuesta en línea sobre NCCN Guidelines for Patients.
NCCN.org/patients/response

7
Otros recursos

¿Quiere saber más? Aquí le explicamos cómo obtener ayuda adicional.

Qué más hay que saber

En esta guía, encontrará ayuda para conocer las opciones disponibles, de modo que pueda tomar decisiones informadas y mejorar su atención oncológica. Pero no es el único recurso que tiene.

Solicite toda la información posible y ayuda que necesite. A muchas personas les interesa saber más sobre los siguientes temas:

- Conocer los detalles de las citopenias y sus síntomas.
- Formar parte de un equipo de atención médica.
- Obtener ayuda económica.
- Encontrar un profesional de atención oncológica que sea experto en su campo.
- Entender cómo afrontar los problemas de salud.

Qué más hacer

Su centro de salud puede ayudar con los próximos pasos. Generalmente, dispone de recursos *in situ* para ayudar a satisfacer sus necesidades y encontrar respuestas a sus preguntas.
Los centros de salud también pueden informarle de los recursos existentes en su comunidad.

Además de la ayuda de sus profesionales de atención médica, los recursos enumerados en la siguiente sección proporcionan apoyo a muchas personas como usted.

Dónde obtener ayuda

Consulte la lista a continuación y visite los sitios web que se indican para obtener más información sobre estas organizaciones.

Blood Cancer United
Bloodcancerunited.org

Cancer*Care*
cancercare.org

Imerman Angels
Imermanangels.org

Leukemia Research Foundation
Leukemiarf.org

NMDP
Nmdp.org

Triage Cancer
triagecancer.org

Preguntas para hacer

- ¿Qué pasa si no hago nada?
- ¿De qué manera mi edad, mi salud y otros factores afectan mis opciones?
- ¿Soy candidato para un trasplante de células madre sanguíneas?
- ¿Cumplo los requisitos para participar en un ensayo clínico?
- ¿Qué opción se demostró que es la más efectiva para mi tipo, edad y otros factores de riesgo?

Palabras que debe conocer

anemia
Una afección en la que la cantidad de glóbulos rojos es baja.

célula madre sanguínea
Una célula hematopoyética inmadura a partir de la cual se generan todos los demás tipos de células sanguíneas. También llamada célula madre hematopoyética.

células madre hematopoyéticas o células hematopoyéticas
Una célula hematopoyética inmadura a partir de la cual se generan todos los demás tipos de células sanguíneas. También llamada célula madre sanguínea.

donante
Una persona que da sus órganos, tejidos o células a otra persona.

eritropoyetina
Sustancia que el organismo produce de forma natural y que le dice a la médula ósea (la estimula) para que produzca más glóbulos rojos.

factores de crecimiento mieloide (FCM)
Moléculas que cumplen funciones importantes en el crecimiento, la supervivencia y la diferenciación de las células progenitoras de la sangre, así como en la activación funcional de las células maduras.

factor estimulante de colonias de granulocitos (G-CSF)
Una sustancia que ayuda (estimula) a la médula ósea para que produzca más glóbulos blancos llamados neutrófilos. Se produce naturalmente en el cuerpo, pero también puede fabricarse en un laboratorio.

fármacos estimuladores de la eritropoyesis (FEE)
Fármaco que le dice a la médula ósea (la estimula) para que produzca más glóbulos rojos.

fatiga
Cansancio intenso a pesar de dormir lo suficiente que limita la capacidad funcional de la persona.

frotis de sangre
Análisis en el que se coloca una gota de sangre en el portaobjetos y se la mira con un microscopio para evaluar el tamaño, la forma, el tipo y la madurez de los glóbulos.

glóbulo blanco
Tipo de célula sanguínea que ayuda a combatir las infecciones en el cuerpo.

glóbulo rojo
Tipo de célula sanguínea que lleva oxígeno de los pulmones al resto del cuerpo.

hematopoyesis
La producción de células sanguíneas y plaquetas, que ocurre en la médula ósea.

hemoglobina
Una proteína de los glóbulos rojos que transporta oxígeno.

hemograma completo (HC)
Análisis de la cantidad de células sanguíneas en una muestra.

hierro
Un mineral que se encuentra en los glóbulos rojos y que el cuerpo necesita para producir nuevos glóbulos rojos.

hormona
Una sustancia del cuerpo que activa células u órganos.

médula ósea
Tejido blando similar a una esponja que está en el centro de la mayoría de los huesos donde se producen las células sanguíneas.

neutrófilo
Un tipo de glóbulo blanco que ayuda a combatir las infecciones y tiene pequeñas partículas (gránulos).

neutropenia
Una afección en la que la cantidad de glóbulos blancos, llamados neutrófilos, es baja.

neutropenia febril
Fiebre durante un período en que se tiene una cantidad muy baja de glóbulos blancos.

plaqueta
Tipo de célula sanguínea que ayuda a controlar el sangrado.

quimioterapia
Tratamiento con medicamentos que eliminan las células anormales o impiden que se formen células nuevas.

régimen terapéutico
Un plan de tratamiento que especifica la dosis, los horarios y la duración del tratamiento.

reticulocito
Células más jóvenes (precursoras) que se transforman en glóbulos rojos maduros.

sistema inmunitario
Defensa natural del cuerpo contra las infecciones y las enfermedades.

transfusión
Inyección lenta de sangre completa (glóbulos rojos, glóbulos blancos y plaquetas) o partes de sangre en una vena.

transfusión de glóbulos rojos
Inyección lenta de glóbulos rojos en una vena.

volumen corpuscular medio
El tamaño promedio de sus glóbulos rojos.

Comparta su opinión con nosotros.

Complete nuestra encuesta y contribuya para que NCCN Guidelines for Patients sea mejor para todos.

NCCN.org/patients/comments

Colaboradores de NCCN

Esta guía para pacientes se basa en NCCN Clinical Practice Guidelines in Oncology (NCCN Guidelines®) para factores de crecimiento hematopoyético, versión 3.2026. Fue adaptada, revisada y publicada con la colaboración de las siguientes personas:

Dorothy A. Shead, máster en Ciencias
Directora ejecutiva de Operaciones de Información para Pacientes

Tim Rinehart, máster en Ciencias
Redactor médico

Lisa Diehl
Diseñadora de Diseño de Producción

NCCN Clinical Practice Guidelines in Oncology (NCCN Guidelines®) para factores de crecimiento hematopoyético, versión 3.2026, fueron elaboradas por los siguientes miembros del panel de NCCN:

Dra. Elizabeth A. Griffiths, presidenta
Roswell Park Comprehensive Cancer Center

Dr. Mark Helvie, vicepresidente
Memorial Sloan Kettering Cancer Center

Iman Ahmed, doctora en Farmacia
University of Michigan Rogel Cancer Center

Samia Asif, licenciada en Medicina y Cirugía
Fred & Pamela Buffett Cancer Center

Dr. Kimo Bachiashvili
O'Neal Comprehensive Cancer Center, UAB

* Dr. John Baird
City of Hope National Medical Center

Shivani Bakhshi, doctora en Medicina Osteopática
Abramson Cancer Center, University of Pennsylvania

Emily Chheng, doctora en Farmacia, especialista certificada en Oncología Farmacéutica
Case Comprehensive Cancer Center/University Hospitals Seidman Cancer Center and Cleveland Clinic Taussig Cancer Institute

Rita Cool, doctora en Farmacia, especialista certificada en Oncología Farmacéutica
The University of Texas MD Anderson Cancer Center

Tyler Dickerson, doctor en Farmacia, especialista certificado en Oncología Farmacéutica
The Ohio State University Comprehensive Cancer Center - James Cancer Hospital and Solove Research Institute

Dra. Shira Dinner
Robert H. Lurie Comprehensive Cancer Center of Northwestern University

Michael Fallon, doctor en Farmacia
University of Wisconsin Carbone Cancer Center

Dr. John Glaspy, máster en Salud Pública
UCLA Jonsson Comprehensive Cancer Center

Dra. Ivana Gojo
Johns Hopkins Kimmel Cancer Center

* Dra. Khushali Jhaveri
Indiana University Melvin and Bren Simon Comprehensive Cancer Center

Dr. Wajih Zaheer Kidwai
Yale Cancer Center/ Smilow Cancer Hospital

Dr. Yuchen Liu
Robert H. Lurie Comprehensive Cancer Center of Northwestern University

Dr. Gary H. Lyman, máster en Salud Pública
Fred Hutchinson Cancer Center

Dra. Anjlee Mahajan
UC Davis Comprehensive Cancer Center

* Ginny Mason, Licenciada en Ciencias de la Enfermería, enfermera registrada
Inflammatory Breast Cancer Research Foundation

Victoria Nachar, doctora en Farmacia, especialista certificada en Oncología Farmacéutica
University of Michigan Rogel Cancer Center

Dr. Anthony Nguyen
UC San Diego Moores Cancer Center

Dr. Thomas Odeny, doctor en Medicina, máster en Salud Pública
Siteman Cancer Center, Barnes-Jewish Hospital and Washington University School of Medicine

Dra. Sukhmani Padda
Fox Chase Cancer Center

Hetalkumari Patel, doctora en Farmacia, especialista certificada en Oncología Farmacéutica
UT Southwestern Simmons Comprehensive Cancer Center

Dr. Shiven Patel, máster en Dirección de Empresas
Huntsman Cancer Institute, University of Utah

Dra. Lia E. Perez
Moffitt Cancer Center

Dra. Fauzia Riaz
Stanford Cancer Institute

Kelley Rone, doctora en Práctica de Enfermería, enfermera registrada en Práctica Avanzada
Mayo Clinic Comprehensive Cancer Center

Dra. Rachel Rosovsky, máster en Salud Pública
Mass General Cancer Center

Dra. Martha Wadleigh
Dana-Farber/Brigham and Women's Cancer Center

* Dra. Kelly Westbrook
Duke Cancer Institute

Bradley J. Yelvington, doctor en Farmacia, especialista certificado en Oncología Farmacéutica
Vanderbilt-Ingram Cancer Center

Benjamin Yoder, doctor en Farmacia, especialista certificado en Oncología Farmacéutica
University of Colorado Cancer Center

NCCN

Frankie Jones
Coordinadora de las Guías

Swathi Ramakrishnan, doctora en Medicina
Científica en Oncología/redactora médica

* Revisaron esta guía para pacientes. Para divulgaciones, visite NCCN.org/disclosures.

Centros oncológicos de NCCN

Para obtener información de contacto, visite NCCN.org/cancercenters.

Abramson Cancer Center,
University of Pennsylvania
Filadelfia, Pensilvania

Case Comprehensive Cancer Center/
University Hospitals Seidman Cancer Center and
Cleveland Clinic Taussig Cancer Institute
Cleveland, Ohio

City of Hope National Medical Center
Duarte, California

Dana-Farber/Brigham and Women's Cancer Center |
Mass General Cancer Center
Boston, Massachusetts

Duke Cancer Institute
Durham, Carolina del Norte

Fox Chase Cancer Center
Filadelfia, Pensilvania

Fred & Pamela Buffett Cancer Center
Omaha, Nebraska

Fred Hutchinson Cancer Center
Seattle, Washington

Huntsman Cancer Institute, University of Utah
Salt Lake City, Utah

Indiana University Melvin and Bren Simon
Comprehensive Cancer Center
Indianápolis, Indiana

Johns Hopkins Kimmel Cancer Center
Baltimore, Maryland

Mayo Clinic Comprehensive Cancer Center
Phoenix/Scottsdale, Arizona
Jacksonville, Florida
Rochester, Minnesota

Memorial Sloan Kettering Cancer Center
Nueva York, Nueva York

Moffitt Cancer Center
Tampa, Florida

O'Neal Comprehensive Cancer Center, UAB
Birmingham, Alabama

Robert H. Lurie Comprehensive Cancer Center
of Northwestern University
Chicago, Illinois

Roswell Park Comprehensive Cancer Center
Búfalo, Nueva York

Siteman Cancer Center, Barnes-Jewish Hospital
and Washington University School of Medicine
San Luis, Misuri

St. Jude Children's Research Hospital/
The University of Tennessee Health Science Center
Memphis, Tennessee

Stanford Cancer Institute
Stanford, California

The Ohio State University Comprehensive Cancer Center
-
James Cancer Hospital and Solove Research Institute
Columbus, Ohio

The UChicago Medicine Comprehensive Cancer Center
Chicago, Illinois

The University of Texas MD Anderson Cancer Center
Houston, Texas

UC Davis Comprehensive Cancer Center
Sacramento, California

UC San Diego Moores Cancer Center
La Jolla, California

UCLA Jonsson Comprehensive Cancer Center
Los Ángeles, California

UCSF Helen Diller Family Comprehensive Cancer Center
San Francisco, California

University of Colorado Cancer Center
Aurora, Colorado

University of Michigan Rogel Cancer Center
Ann Arbor, Míchigan

University of Wisconsin Carbone Cancer Center
Madison, Wisconsin

UT Southwestern Simmons
Comprehensive Cancer Center
Dallas, Texas

Vanderbilt-Ingram Cancer Center
Nashville, Tennessee

Yale Cancer Center/Smilow Cancer Hospital
New Haven, Connecticut

Notas

Índice

Made in United States
North Haven, CT
05 November 2026

21765508R00027